NOUVEAU

COUP-D'ŒIL MÉDICAL

SUR LES

EAUX MINÉRALES

D'ENGHIEN.

———·•◦◦•◉•◦◦•·———

Paris.

CHEZ D. CAZAUX ET Cⁱᵉ,

PASSAGE DES PANORAMAS, GALERIE MONTMARTRE, 10.

——

1845.

NOUVEAU COUP-D'ŒIL MÉDICAL

SUR LES

EAUX MINÉRALES

D'ENGHIEN.

EAUX MINERALES SULFUREUSES

D'ENGHIEN.

Dépôt central chez D. CAZAUX et Cie

Fermiers De Barèges, Spa, Contrexéville, etc., et entrepositaires de toutes les eaux transportables d'Europe.

A PARIS,

Passage des Panoramas, galerie Montmartre, 10.

ET A LONDRES,

Jermyn Street, 8, Hay Marquet.

———————

Tous les vases contenant les Eaux dont M. Cazaux est Fermier, doivent être coiffés d'une capsule avec le nom du fermier.

Les Eaux de Spa sont transportées dans des cruchons.

Imprimerie de DELACOUR et MARCHAND, Freres, rue de Sevres, 24, a Vaugirard.
Dépôt a Paris rue Saint Jacques 80.

NOUVEAU COUP-D'ŒIL MÉDICAL

EAUX MINÉRALES

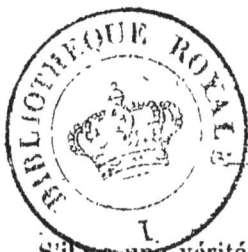

D'ENGHIEN.

S'il y a une vérité à jamais démontrée, c'est qu'une chose réellement bonne, réellement utile et importante, finit toujours par triompher des préjugés, d'un injuste oubli et même de l'indifférence publique. Les passions, l'injustice, les intérêts contraires ont beau s'opposer à la connaissance de ce qui est, en effet, le grand et plein jour de la vérité arrive tôt ou tard, et l'on juge alors avec une parfaite connaissance de cause ce qui n'avait été que confusément apprécié. Cette réflexion est de tout point applicable aux eaux minérales d'Enghien. Leur histoire serait, sous ce rapport, digne d'être étudiée par un ami de la science dans ses phases variées. Longtemps méconnues, puis vantées par un savant illustre, leur nom disparaît, pour ainsi dire, de la liste des eaux minérales de France, elles reparaissent ensuite avec éclat pour y conserver sans doute le rang qui leur est dû. En effet, personne aujourd'hui ne doute de leur activité, de leur puissance, de leur efficacité dans une multitude de cas pathologiques; ce serait douter de l'action même des médicaments les plus énergiques. Les éléments qui les constituent, tous d'une abondance et d'une énergie remarquables, la parfaite combinaison de ces

1845

éléments , leur union profonde et synthétique dans cette eau en apparence si claire , si limpide, si homogène , expliquent, du reste, leur influence médicatrice.

A ce motif, qui a de la valeur par lui-même, nous en ajouterons un autre non moins important, c'est celui même de l'expérience chimique ou directe, c'est-à-dire de l'emploi des eaux dans une foule de maladies. Or, les faits , à cet égard , sont aujourd'hui si nombreux, avérés, probatoires, ils se multiplient tellement chaque année , qu'il ne reste plus qu'à les classer , à les coordonner , comme nous en avons le dessein, dans une époque plus ou moins éloignée. On verra, dès-lors, combien de conséquences importantes découlent de cette étude faite avec patience , et surtout sans le grossissement merveilleux du microscope de la prévention. On le sait, les faits dans la science s'éclairent mutuellement ; c'est en les rapprochant qu'on peut en pénétrer le secret, en saisir le principe, en formuler la loi ; c'est là ce qu'on peut déjà faire pour l'emploi médical des *eaux minérales d'Enghien*, soit pour les guérisons, soit pour les améliorations obtenues par leur moyen dans un grand nombre de cas pathologiques.

Ainsi, l'histoire générale des eaux minérales d'Enghien n'est plus à faire. Leur analyse chimique est complète, autant du moins que la science actuelle le permet. Les travaux de Fourcroy, de Longchamp , et notamment ceux de M. O. Henry, ne laissent rien à désirer sous ce rapport. On consulte avec intérêt, sous le rapport hygiénique ; c'est-à-dire, *les eaux, les airs et les lieux*, choses si importantes et si philosophiquement approfondies par Hyppocrate, l'ouvrage de M. Reveillé-Parise. On se rappelle la sensation que produisit ce livre , où l'auteur sut cacher, sous les formes attrayantes d'un style clair et élégant , des vérités médicales et philosophiques à peine effleurées jusqu'à cette époque. M. Réveillé-Parise s'en tint néanmoins au point de vue qu'il avait choisi; et dans son ouvrage, auquel pourtant nous ferons de nombreux emprunts, on ne trouve aucun développement thérapeutique; ce n'était pas là l'objet de l'auteur, quoiqu'il ne l'ait pas entièrement oublié.

Maintenant, il s'agit d'étudier la médication des eaux d'Enghien, d'en apprécier la valeur, l'efficacité, de déterminer les cas où leur emploi présente le plus d'avantage, d'en signaler les effets primitifs et consécutifs, de montrer les inconvénients que leur emploi intempestif et peu rationnel peut avoir; enfin, d'indiquer le meilleur mode de leur administration d'après les circonstances de la maladie, du malade lui-même, de la température, de la saison, etc. C'est ce que nous ferons successivement et avec le temps, notre intention, à l'imitation de l'illustre Bordeu, étant d'établir un registre où seront consignées les observations les plus remarquables sur l'emploi des eaux minérales d'Enghien, recueil où l'on puisera les connaissances les plus exactes, les plus positives, les mieux démontrées sur cette médication. Nous disons les plus exactes ; parce que nous espérons qu'étant faites sans préoccupation de système ou d'hypothèse, avec cette austère et ferme impartialité qui examine froidement, critique sans passion, adopte sans entraînement, elles seront l'expression de l'observation même des faits. Nous suivrons l'exemple que nous a donné M. Reveillé-Parise. « Beaucoup de malades, dit cet honorable médecin, m'engageaient à les envoyer à Enghien, et la plupart en revenait, me vantant, comme à l'ordinaire, les merveilles de cet établissement. Peu enthousiaste de ma nature, sachant en outre combien les malades sont enclins à exagérer l'éloge ou le blâme quand il s'agit d'eaux minérales, je ne me pressais nullement d'aller étudier cette piscine salutaire. J'avoue pourtant que j'étais ébranlé par les assurances de malades graves et réfléchis, par les assertions de confrères instruits et judicieux. Un motif péremptoire me décida : c'est qu'atteint moi-même de douleurs rhumatismales, je désirais faire l'emploi d'une eau sulfureuse naturelle, dont les propriétés fussent énergiques et bien démontrées. Or, on le sait, il n'est rien de comparable pour apprécier avec exactitude et sévérité un médicament à l'expérience personnelle d'un médecin ; on peut être assuré que rien d'essentiel ne sera oublié. Ainsi, médecin, malade et curieux, voilà bien des raisons pour m'engager au voyage projeté, et à recueillir, sur les lieux, des observations hygiéniques et médicales, etc. » (*Ouvrage cité*).

Nous voudrions que chaque médecin, sans pourtant y être obligé par une maladie quelconque, fût à même d'étudier ainsi l'emploi médical des eaux minérales d'Enghien, il acquerrait des preuves convaincantes de leur efficacité; il saurait en apprécier, en calculer la valeur dans une multitude de cas. Toujours est-il que, dans l'état actuel de la science, les eaux de l'établissement d'Enghien ont été examinées sous les trois rapports suivants, servant de base à toute recherche sur les eaux minérales : 1° Le moyen chimique : les eaux d'Enghien ont été l'objet d'analyses faites avec le plus grand soin, la plus scrupuleuse exactitude; 2° les moyens empiriques : une foule d'affections pathologiques ont été guéries par l'emploi de ces eaux, sans remonter aux causes et même sans l'intervention des médecins; enfin, les moyens rationnels, les plus importants, mais les plus difficiles de tous, parce qu'ils exigent des connaissances médicales étendues, positives; or, depuis plus de trente ans, quoique avec des phases diverses, les eaux minérales d'Enghien ont été employées par des praticiens judicieux, éclairés, qui, ayant su y recourir à propos, en ont obtenu les meilleurs effets.

Que résulte-t-il de là? que les eaux minérales d'Enghien, en raison de leur composition sulfureuse, soit *froides*, soit *tempérées* ou *chaudes*, ont une action très-énergique sur l'économie, action immédiate, action secondaire dans une période de temps qu'il est difficile de calculer; que,.. dans un grand nombre de cas pathologiques, on peut et on doit y recourir, si l'on veut obtenir une guérison plus ou moins prompte, mais que leur emploi exige certaines précautions indispensables, comme lorsqu'il s'agit de tout remède énergique. Écoutons, à cet égard, M. Reveillé-Parise.; « Si, dit-il, lorsqu'on emploie médicalement une eau minérale, on mettait dans un rapport convenable, appuyé par l'observation, justifié par les faits, la nature de la maladie, la constitution individuelle, le mode d'administration et les résultats obtenus, on ne serait pas affligé de cette énumération hyperbolique de propriétés curatives attribuées à telle ou telle source d'eau minérale. D'un autre côté, il est des eaux qui, longtemps obscures et négligées, prendraient le rang qui leur convient en médecine et dans l'opinion publique. En général, ce sont moins les observations particulières qui manquent pour les eaux minérales que les bases, les principes ; et j'entends, par *principe*, la somme complète de toutes les valeurs de faits analogues.

Rien de semblable pendant longtemps n'avait été conçu et exécuté pour les eaux d'Enghien. Les faits particuliers de guérisons étaient à peine recueillis. Celui qui fut annoncé autrefois par un M. Lambert, secrétaire des commandements du prince de Condé (mai 1787), n'eut qu'un retentissement temporaire. Il a fallu que le colonel anglais Hyde-Park, blessé dans la guerre d'Amérique, souffrant depuis longtemps des suites de sa blessure, se guérît complètement par les eaux d'Enghien, pour qu'on apprît qu'à peu de distance de la capitale, il existait une piscine salutaire pour de pareils cas... Il a fallu encore de nos jours que le roi Louis XVIII, atteint d'une goutte constitutionnelle chronique, se mît à l'usage des eaux d'Enghien, dont l'action a certainement prolongé son existence, pour démontrer leur efficacité dans une telle circonstance. Trois fois par semaine, on venait puiser de l'eau sulfureuse à l'une des sources pour le royal malade : de là, l'origine de la source du *Roi*, si fréquentée maintenant. Aujourd'hui, les propriétés médicales des eaux d'Enghien sont plus connues et mieux appréciées, bien qu'il y ait encore des points obscurs sur cet intéressant sujet. Il résulte pour moi des observations faites par beaucoup de médecins, de celles que j'ai recueillies, et dont je ne puis donner ici qu'un sommaire, que cette eau minérale est d'une grande activité sur l'économie, et que, par une sage méthode de l'administrer, on obtient des résultats plus variés qu'on ne le croirait d'abord. (*Ouvr. cité.*)

« Sans doute, ces résultats sont précieux, mais pour les expliquer, pour les concevoir, et, nous disons plus, pour les obtenir, il faut partir d'un principe général, et ce principe est dans la nature même des eaux, dans les éléments qui les constituent. » Il est reconnu que presque toutes les eaux minérales sont excitantes, bien qu'à des degrés variés, et celle d'Enghien ne fait pas exception, malgré sa température ; aussi n'y a-t-on recours que pour les maladies chroniques, dans certains cas, et chez les individus où l'on ne craint pas d'activer trop fortement l'économie. Voilà la pratique ordinaire. Mais Bordeu va plus loin ; cet illustre médecin veut que l'action des eaux sulfureuses, produisant un surcroît d'activité vitale, détermine une sorte de fièvre, *un appareil critique artificiel*, selon son expression ; or, c'est à cette crise qu'il attribue une infinité de guérisons presque merveilleuses opérées par les eaux des Pyrénées. C'est là un point de pratique des plus intéressants à décider et que nous livrons à la prudente sagacité de nos praticiens. « Mais, comme l'observe très-bien M. Reveillé-Parise, le très-grand nombre des médecins se contente de prescrire les eaux minérales sulfureuses dans les circonstances où l'on ne craint pas d'exciter l'organisme. J'ai pourtant vu, ajoute-t-il, dans deux cas de scrofules déjà guéris , continuer avec succès l'emploi des eaux d'Enghien au-delà de ce qu'on peut nommer le point de *saturation médicamenteuse ;* l'intention était d'assurer la guérison, l'on y réussit complètement.

Une preuve de leur activité , c'est que , quand on les boit avec une certaine abondance , on ne tarde pas à éprouver de la chaleur, de la sécheresse à la gorge, et souvent de la constipation. Prises en bains, à une température tiède, elles activent la circulation , déterminent le sang à la tête ; le cœur bat avec force, le pouls s'élève, effets qui augmentent à proportion qu'on diminue l'intervalle des bains ou qu'on augmente la température de l'eau : les résultats doivent être soigneusement observés, parce qu'ils sont les signes patents des indications à remplir, des effets à obtenir ou qui sont déjà produits. Aussi, comme l'observe très-bien M. Reveillé-Parise : « Ces eaux minérales augmentent notablement l'énergie du système tégumentaire; elles excitent, elles *décapent* la peau, pour ainsi dire ; mais celle-ci se raffermit, et, par cela même , elle finit par acquérir un surcroit d'énergie vitale , très-important dans beaucoup de cas, et les malades deviennent moins impresisonnables aux influences atmosphériques. De là, l'emploi très-rationnel de ces eaux dans les catharres bronchiques , et surtout chroniques, dans les rhumatismes, etc.; et plus d'un malade a pu dire, après une saison à Enghien : « Je tiens bon contre le rhumatisme; *ma peau est trempée.* »

Cependant, rien de plus démontré qu'il est des dispositions organiques, des constitutions qui doivent s'abstenir des eaux minérales d'Enghien : ce sont les personnes pléthoriques, les individus menacés de congestion sanguine , surtout à la tête, et qu'on nomme des *apoplectiques ambulants,* et quelques autres affections aiguës; mais , comme le remarque M. Reveillé-Parise : « Il ne faut pas s'imaginer pourtant qu'on puisse séparer, d'une manière tranchée , les cas qui s'opposent à l'emploi de cette eau minérale, de ceux où il faut y recourir. Les malades présentent tant de différences constitutionnelles, et les maladies tant de complications, de formes, de nuances, de variétés, qu'un médecin, dédaignant une pratique vulgaire et automatique, peut, dans certaines périodes d'une maladie, trouver l'indication formelle de ces eaux. Sans contredit, s'il nous était possible de connaître à fond la vérité dans les affections morbides, de remonter des effets à la cause, des phénomènes à leur loi, nous saurions avec certitude quand il faut rejeter ou employer tel ou tel médicament puissant et actif. Mais, dans le doute, nous ne pouvons nous en rapporter qu'à l'expérience inductive, résultats de faits multipliés. Eh bien! l'expérience, ce souverain juge du *vrai* et du *faux* en médecine, a démontré que l'eau minérale d'Enghien, employée avec les précautions convenables, fait cesser des spasmes nerveux, détermine des hémorrhagies salutaires, calme des bronchites à l'état aigu, et même, soit dit à l'opposé des doctrines actuelles, tempère l'*acrimonie* des humeurs; j'aime cette vieille expression, elle me semble bien près du vrai. J'ajoute enfin que ces eaux guérissent parfois, quoique les indications aient été contraires en apparence. Au reste, c'est un principe admis depuis longtemps que les eaux minérales ont souvent une action curative, aussi cachée que la cause elle-même des maladies. Mais ce résultat, tout-à-fait expérimental et empirique, demande de nouvelles observations. »

Au reste, il est un grand nombre de maladies contre lesquelles l'emploi des eaux minérales d'Enghien est d'une efficacité que personne ne s'avise de contester. C'est une sorte de notoriété scientifique désormais acquise à cet établissement. Nous allons en tracer rapidement le tableau sans aucun esprit de prévention, ne consultant que la statistique, les faits, les résultats, en un mot, une expérience qu'on ne saurait contredire.

Les *affections scrofuleuses*, les *engorgements glanduleux* et la grande série des maladies du système lymphatique, notamment chez les sujets pâles, bouffis, étiolés, où le sang manque de vitalité et d'éléments de nutrition. Beaucoup d'enfants, de jeunes personnes; et même des personnes adultes, qui présentent tous les phénomènes de cette constitution et ses funestes résultats morbides, se sont toujours bien trouvés de l'emploi de ces eaux. Beaucoup d'individus, sur lesquels les préparations d'iode avaient été sans succès, ou dont l'économie en avait été fatiguée, ont guéri par l'usage des eaux d'Enghien, surtout quand leur action est corroborée par l'influence hygiénique de l'atmosphère, des lieux et du régime.

La Chlorose ou pâles-couleurs; les eaux minérales d'Enghien secondent admirablement les préparations ferrugineuses, soit qu'on y ait recours simultanément, soit après l'emploi de cette dernière médication. Les eaux d'Enghien suppléent même les préparations ferrugineuses quand l'emploi de celles-ci est contre indiqué, circonstance beaucoup plus fréquente qu'on ne croit communément, et dont nous pourrions citer beaucoup d'exemples.

La Leuchorrée ou flueurs blanches ; soit localement, soit en fortifiant l'estomac et par conséquent toute l'économie. Les *écoulements* par atonie de la matrice, *les affections* du col de cet organe en sont sensiblement améliorées.

L'Aménorrhée, dans certain cas, notamment quand cette affection coïncide avec l'atonie de l'organisme, lorsque la nature manque d'énergie pour déterminer l'éruption mensuelle, quand il y a une disposition *chlorotique*, etc., etc.

Les Catharres bronchiques, parvenus à l'état chronique, surtout chez les vieillards, les constitutions débiles.

Le Catharre vésical, notamment quand il y a peu ou point d'irritation à la vessie, quand il est bien prouvé qu'il n'existe pas de calcul.

La Gastralgie et ses différentes formes, surtout quand cette maladie se lie à des *écoulements utérins;* il en est pourtant qui guérissent sans cette circonstance et qui ne sont dues qu'à un mauvais état de l'estomac très-souvent inexplicable.

Les maladies de la peau, sous les formes les plus variées; aucun praticien n'ignore l'efficacité des eaux sulfureuses dans cette classe de maladies; il est bien entendu qu'il faut déterminer avec soin l'espèce d'affection cutanée, sa durée, la période où elle est parvenue, sa cause particulière, s'il est possible de la découvrir.

Les Rétrocessions exanthémateuses sont également combattues, avec avantage, par l'emploi de ces eaux.

Les Ulcères chroniques, principalement *atoniques,* scrofuleux, *la carie,* les plaies fistuleuses etc., etc.; guérissent ou s'améliorent constamment par l'emploi persévérant de ces eaux. Elles activent la vitalité des tissus, et toujours dans une proportion très-capable de hâter la cicatrisation.

La. Goutte et les gonflements arthritiques, pourvu que la maladie soit à l'état chronique, que les douleurs ne soient pas très-vives, qu'il n'y ait aucune disposition aux congestions viscérales, quand l'état aigu est dissipé, il est certain que l'eau minérale d'Enghien peut être employée avec succès, « Il est, ainsi que l'observe M. Reveillé-Parise, d'autres eaux minérales peut-être plus célèbres sous ce rapport, et qui agissent par les urines, mais l'action des eaux d'Enghien est plus prononcée sur la peau qu'elle ranime, qu'elle fortifie, qu'elle rend moins susceptible aux impressions athmosphériques, tout en favorisant la transpiration, double et précieux avantage que les goutteux sauront apprécier. »

Les Rhumatismes doivent aussi être largement classés parmi les maladies qu'il convient de traiter par l'eau minérale d'Enghien, administrée sous toutes les formes. On doit comprendre que c'est dans les rhumatismes chroniques où son efficacité est surtout évidente. Les adultes, les personnes un peu avancées en âge, sont celles qui obtiennent les meilleurs effets, et la raison physiologique en est facile à trouver. C'est que chez eux le système cutané n'ayant plus la même vitalité que dans la jeunesse, tout ce qui peut le stimuler, le ranimer, contribue à en maintenir la fonction dans un état normal.

L'efficacité de ces eaux est encore constatée dans *les contractions* des membres ou rétractions tendineuses; dans *les névralgies* par cause *psorique;* dans les *coxalgies*, surtout quand les accidents' inflammatoires ont disparu; dans les *Ophtalmies chroniques, scrofuleuses, catharrales;* la fistule lacrymale peu avancée; *la Laryngite chronique,* etc., etc., même dans certains cas de *syphilis* constitutionnelle avec tolérance de médicaments. Bien plus, dans des cas de *mélancolie* et *d'hypocondrie* compliquées d'affections dartreuses, qui nécessitent tout à la fois un médicament spécial et un stimulant intérieur.

On voit, par cet exposé, qu'il serait facile d'étendre que les eaux minérales d'Enghien sont d'une utilité marquée, incontestable, dans une foule de maladies; et, comme on l'a dit, c'est une véritable *pharmacie naturelle* que nous présente la nature dans un lieu qu'elle a du reste comblé de ses faveurs. Si nous voulions, en effet, multiplier les observations particulières, on verrait une multitude de cas qu'il est impossible de juger à *priori,* où les eaux d'Enghien ont préparé, activé et même souvent déterminé la guérision, cas pathologiques qu'il est impossible de classer, mais que le praticien reconnaît, signale et dont il a l'expérience. Toutefois, il est bon de rappeler ici l'observation déjà faite sur la plupart des eaux minérales ; c'est que, dans certaines circonstances, leur efficacité est immédiate, tandis que dans d'autres, le bien qu'elles produisent ne se fait sentir qu'à la longue et dans un intervalle de temps qu'il n'est pas possible d'apprécier. Souvent même il semble que l'action du remède est chronique comme la maladie elle-même.

Quant au mode d'administration, il est très-varié, et cela doit être afin de le proportionner, pour ainsi dire, aux formes diverses des maladies et aux constitutions individuelles. Mais, ainsi que l'observe l'auteur que nous avons souvent cité ; « comme l'eau d'Enghien est énergique et excitante, il est bon, dans les commencements, de ne l'employer qu'à de faibles doses, de tâter le malade et la maladie. Lorsque j'en fis usage pour mon compte, dit M. Reveillé-Parise, je né pouvais supporter que des doses minimes, et des bains très-tempérés, mais sur la fin, je me suis habitué à des doses plus fortes, quoiqu'en général toujours modérées. »

Ainsi que la plupart des autres eaux de même nature, celles d'Enghien s'administrent par les deux grandes surfaces de l'économie, *intérieure* et *extérieure*, autrement dit en boissons et en bains, en douches sous toutes les formes et en affusions. On les boit dès le matin aux sources. Cependant, n'étant pas chaudes, contenant peu ou point de principes volatils, elles ont aussi l'avantage sur celles des Pyrénées, de pouvoir être prises loin des sources, elles ne perdent rien. On les boit pures ou mêlées à moitié, au tiers, au quart, avec une infusion de chiendent, de tilleul, ou bien du lait, soit de vache ou d'ânesse. En les prenant à des doses graduées, en variant les formes de leur administration, on obtient, avec les eaux d'Enghien, les mêmes résultats qu'avec les eaux minérales des Pyrénées. Les effets thérapeutiques sont absolument identiques, et l'on a de moins les fatigues, les dépenses du voyage, les dangers qui résultent des variations de l'atmosphère dans les pays de montagnes ; enfin le désagrément d'être éloigné pour longtemps de sa famille et de ses occupations : « car, soigner à la fois sa santé et ses affaires, est bien une considération de quelqu'importance. » (*Voir* une saison aux eaux minérales d'Enghien, etc.

Ce que nous venons de dire pour la boisson, peut s'appliquer aux bains et aux douches. On les administre relativement à la nature de la maladie et à la température atmosphérique, à des degrés infiniment variés. Froids, tièdes, chauds, purs ou mélangés diversement, ces bains sont donnés sous toutes sortes de formes, et toujours d'après les indications curatives. En général, les bains de l'eau minérale d'Enghien ont un grand degré d'activité, notamment quand ils sont chauffés à la température de trente à trente-cinq degrés centigrades. Presque toujours alors, on observe sur la peau une éruption (*psydracia thermalis*) plus ou moins vive et étendue. Ce phénomène, est ce qu'on nomme la *poussée*, et auquel on attribue une grande importance dans certains établissements. «Il est certain, dit M. Revillé-Parise, qu'une pareille méthode, éminemment perturbatrice, doit produire de bons effets; mais employée d'une manière trop générale, trop empirique, elle peut amener chez certains sujets de graves accidents. On a donc fait sagement d'y renoncer à Enghien. »

On administre également à l'établissement l'eau minérale en *douches* ascendantes ou descendantes, *en vapeurs*, en *injections, affusions*, *lotions*, etc., avec une grande variété de volume d'eau. Il y a une douche descendante qui ne compte pas moins de vingt mètres de hauteur, c'est la plus élevée que l'on connaisse. On conçoit quelle force de pression doit avoir une pareille douche sur une partie du corps. Toutefois, il est bon d'en calculer les effets avec précision et réserve.

Au reste, et la remarque en a été déjà faite, quelle que soit l'efficacité des eaux d'Enghien, il est bon d'en suspendre l'emploi pendant quelques jours, pour le reprendre ensuite : ainsi, lorsqu'on a été jusqu'au point de *saturation médicamenteuse*, il sera prudent de s'arrêter plus ou moins longtemps. Cette méthode dispose les organes à une tolérance plus grande, et permet en conséquence d'augmenter ultérieurement les doses.

On voit par ce rapide exposé ou plutôt par ce simple *coup-d'œil*, quelle immense ressource une thérapeutique bien conçue, bien ordonnée, peut tirer de l'emploi des eaux minérales d'Enghien; dans combien de maladies, de cas pathologiques, d'affections de tous genres ont peut y recourir; de quelle énergie curative elles sont douées quand leur usage est conseillé par les indications, dirigé par la prudence, calculé d'après les résultats.

Quant aux soins et aux détails administratifs, on peut être assuré qu'ils sont ce qu'ils doivent être, afin de concourir pour leur part au rétablissement des malades. La beauté, les agréments du lieu, l'heureuse combinaison des différentes parties de l'établissement, l'activité, la régularité du service, le nombre des employés, la bonne qualité des aliments et de tout ce qui concerne le régime, le choix sévère des médicaments autres que les eaux, la promptitude des secours dans certains accidents qui peuvent survenir, prouvent que l'administration n'a rien négligé pour justifier la confiance de messieurs les médecins, pour les seconder dans la guérison des malades.

L'établissement est sous l'inspection de MM. Rayer; Alph. Donné; et sous la direction spéciale de M. Bouland aîné.

Le dépôt central des Eaux minérales est chez D. CAZAUX et C, *fermiers d'Enghien, Spa, Barèges, Contrexéville, etc., et entrepositaires de toutes les Eaux transportables d'Europe, à Paris, passage des Panoramas, galerie Montmartre, 10, et à Londres, Jermyn Street, 8, Hay Marquet.*

A PARIS, Passage des Panoramas, Galerie Montmartre, 10,

après le Pharmacien,

ET A LONDRES, JERMYN STREET, 8.

CAZAUX ET Cᴵᴱ.

Fermiers de Barèges, Enghien, Spa, Contrexéville, etc.

Dépôt central de toutes les Eaux minérales de France et de l'étranger.

Prix-courant des principales Eaux Minérales naturelles

Balaruc	1 f. 50 c.		Mont-d'Or.	1 f. 25 c.
Barèges (capsulées).	1	25	*demi.*	1	»
demi.	1	»	1|4.	»	75
Bonnes (capsulées).	1	25	Passy (capsulées).	1	»
demi-litre.	1	»	Plombières.	1	25
1|4.	»	75	Pougues.	1	»
Bourbonne-les-bains	1	»	Pullna.	2	25
Bussang.	»	90	*demi.*	1	50
Cauterets.	1	25	Pyrmont.	2	25
demi.	1	»	Saïdchütz.	2	25
Challes	1	75	Saint-Allan.	1	»
Chateldon.	1	»	Saint-Galmier.	»	75
Chatelguyon.	1	25	Schwalbach.	1	»
Contrexéville (capsul).	1	»	Sedlitz.	2	35
Eau de mer.	1	50	*demi.*	1	50
Ems.	1	»	Seltz, le cruchon,	»	75
Enghien	1	»	» le 1|2 .	»	50
demi-litre	»	75	Spa (capsulées).	1	50
1|4.	8	50	Vichy (capsulées).	1	»
Evian.	1	50	*demi.*	»	70
Fachingen.	1	»	Wildungen.	2	25
Forges.	»	90	**Pastilles de Vichy.**		
Heilbrunn.	1	75	la boîte.	1	50
Hombourg.	1	25	*Id.* la *demi.*	»	75
Kissingen.	2	»	**Pastilles pectorales.**		
Marienbad.	2	»	la boîte.	1	50

NOTA. Les Eaux sont constamment véritables fraiches et à un prix

moins élevé que partout ailleurs.

Imprimerie de DELACOUR et MARCHAND Frères, à Vaugirard.
Maison à Paris, rue St Jacques, 80.